DE L'INCERTITUDE

DE LA MÉDECINE

DE L'INCERTITUDE

DE LA MÉDECINE

A PROPOS

D'UNE BROCHURE DE M. LE Dr JEANNEL

intitulée

DE LA CERTITUDE MÉDICALE

PAR

J. SAINT-RIEUL-DUPOUY

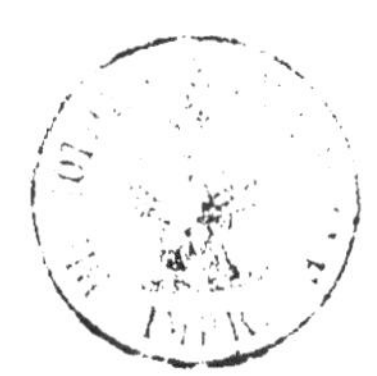

BORDEAUX

FERET FILS, LIBRAIRE-ÉDITEUR

Fossés de l'Intendance, 15

1853

DE L'INCERTITUDE

DE LA MÉDECINE.

I.

Il y a un an environ que nous écrivions dans le *Courrier de la Gironde :*

« L'homœopathie marche, et c'est par les malades que
» la révolution s'accomplira; il est donc impossible que
» les médecins de la vieille école ne soient pas entraînés
» dans ce grand mouvement de l'opinion publique. Com-
» ment résister longtemps, en effet, à un progrès néces-
» saire? — Le gaz a remplacé de sa vive lumière les ré-
» verbères qui éclairaient nos rues si peu et si mal; la
» diligence et le *coucou* ont été relégués sous la remise

» par la vapeur toute puissante; le télégraphe électrique
» a remplacé l'autre, et une étincelle suffit, aujourd'hui,
» pour porter, en moins d'une seconde, votre pensée
» d'un bout du monde à l'autre. Dans vingt ans, bien
» avant peut-être, l'homœopathie sera la médecine ré-
» gnante, car elle n'est pas une nouveauté, comme on a
» bien voulu le faire croire, mais un progrès immense
» dans l'art de guérir. C'est la médecine avec une loi fixe,
» invariable, et, en quelque sorte, mathématique. »

Nos prévisions, Dieu merci, sont aujourd'hui en voie de se réaliser, et je n'en demande pour preuve que les progrès toujours croissants de l'homœopathie en Europe et dans le monde entier; j'en atteste surtout ceux que la doctrine nouvelle fait chaque jour à Bordeaux sous nos yeux. — Du reste, si ces progrès n'étaient pas pour moi aussi évidents que le soleil, j'en trouverais la preuve éclatante et irrécusable dans la brochure que vient de publier sous ce titre, *De la Certitude médicale*, M. le docteur Jeannel.

La brochure de M. le docteur Jeannel est, en effet, bien plutôt un pamphlet déguisé contre l'homœopathie et les malades qui ont l'audace de chercher à guérir par elle, qu'une œuvre vraiment scientifique; la mauvaise humeur s'y montre partout à chaque ligne; et si les médecins homœopathes y sont traités de *charlatans*, le public y est aussi tancé d'importance.

L'auteur de la brochure aurait dû venir au monde au temps heureux pour la médecine et les médecins où le grand Molière faisait dire à Sganarelle : « Je suis d'avis de m'en tenir toute ma vie à la médecine ; je trouve que c'est le meilleur métier de tous; car, soit qu'on fasse bien, soit qu'on fasse mal, on est toujours payé de même sorte. La méchante besogne ne retombe jamais sur notre dos, et nous taillons comme il nous plaît sur l'étoffe où nous travaillons. Un cordonnier, en faisant des souliers, ne saurait gâter un morceau de cuir qu'il n'en paie les pots cassés; mais ici on peut gâter un homme sans qu'il en coûte rien. Les bévues ne sont point pour nous, et c'est toujours la faute de celui qui meurt. Enfin, le bon de cette profession est qu'il y a, parmi les morts, une honnêteté, une discrétion, la plus grande du monde, et jamais on n'en voit se plaindre du médecin qui l'a tué. »

Les morts d'aujourd'hui font bien à peu près la même chose qu'au temps de Molière, mais, pour les vivants, c'est une autre affaire; ceux-là cherchent à s'éclairer; et quand la *médecine certaine* est impuissante à les guérir, ils doutent d'abord, ils raisonnent ensuite, et ils vont chercher ailleurs du soulagement à leurs maux; ce qui est très-malheureux, car, comme le dit l'auteur de la *Certitude médicale*, « nous n'avons aucun moyen maté-
» riel et palpable de fermer la bouche aux *raison-*
» *neurs.* »

Voilà, en effet, des malades bien mal appris! des malades qui *raisonnent!* et qui ne veulent pas se résigner à mourir dans les formes! — En vérité, ne vous semble-t-il pas entendre ce dialogue du *Malade imaginaire* où M. Diafoirus, causant avec Toinette, s'exprime ainsi lorsqu'on lui parle de le pousser à la cour : — « A vous en parler franchement, notre métier auprès des grands ne m'a jamais paru agréable, et j'ai toujours trouvé qu'il valait mieux, pour nous autres, demeurer au public. — Le public est commode : vous n'avez à répondre de vos actions à personne ; et, pourvu que l'on suive le courant des règles de l'art, on ne se met point en peine de tout ce qui peut arriver. Mais ce qu'il y a de fâcheux auprès des grands, c'est que, quand ils viennent à être malades, ils veulent absolument que leurs médecins les guérissent. » — A quoi Toinette répond : — « Cela est plaisant ! et ils sont bien impertinents de vouloir que vous autres messieurs, vous les guérissiez ! Vous n'êtes point auprès d'eux pour cela, vous n'y êtes que pour recevoir vos pensions et leur donner des remèdes ; c'est à eux à guérir s'ils peuvent. »

A propos de certitude médicale à laquelle cette question est complètement étrangère, M. le docteur Jeannel se plaint amèrement, dès les premières lignes de sa brochure, de *l'extrême difficulté* que *le médecin* trouve *à vivre honorablement ;* il déplore que *des hommes pourvus de parchemins officiels soient exposés à lutter vainement contre la misère ;* il s'indigne que, dans ce *temps de concurrence universelle*, chacun soit *responsable* de *son sort* et *passible des peines de l'insuccès ;* enfin, il finit par s'écrier :

« Je suis pleinement convaincu de l'inutilité des efforts
» que nous pourrons tenter, au point de vue de nos *in-*
» *térêts* seulement, pour *améliorer notre condition.* Vai-
» nement nous ferons des dissertations sur nos fatigues,
» sur notre dévouement et sur l'ingratitude des hommes ;
» vainement nous gémirons sur les enthousiasmes et les
» entraînements de la crédulité publique, etc. »

Trouvez-vous là quelque chose qui ait moindrement trait à la *certitude de la médecine ?* Et ce qui semble avant tout préoccuper l'auteur de ces lignes, ne sont-ce pas les intérêts matériels de sa profession ? — Le début de la brochure dont nous parlons me rappelle les paroles prononcées en 1846, en plein collége de France, par le docteur Magendie, à propos des progrès de l'homœopathie :

« On s'est beaucoup occupé de médecine durant l'an-
» née qui vient de s'écouler, disait l'illustre professeur.
» Les médecins se sont réunis en congrès, un ministre a
» pris de solennels engagements, et, assure-t-on, une
» loi qui règlera nos destinées sera probablement présen-
» tée aux Chambres. Tout semble donc nous sourire ; le
» vent souffle pour nous. Mais, au milieu de ce concours
» de circonstances et de présages heureux, se *révèlent*
» *des symptômes alarmants.* On délibère sur l'avenir de
» la médecine ; ne devrait-on pas plutôt prendre quel-
» que souci de son existence même ? Je m'explique.

» La médecine ne peut exister qu'à la condition que les
» malades *aient foi en elle, et qu'ils viennent réclamer*
» *ses secours ; ce n'est point par les théories qu'elle vit,*
» *c'est par la clientèle.* — Or, il est impossible aujour-
» d'hui de se le dissimuler, une certaine partie du public
» abandonne la médecine classique, qu'on appelle ironi-
» quement l'*ancienne*, la *vieille* médecine, et les malades
» vont se livrer *corps et biens* à ce qu'ils nomment la
» médecine nouvelle, croyant s'associer ainsi aux pro-
» grès de l'intelligence. L'homœopathie ne se propose
» rien moins que de renverser tout l'édifice médical. »

Comme on le voit, M. Magendie n'y va pas par quatre chemins. — Il s'agit bien de doctrines! Il s'agit bien de théories! *Ce n'est point par les théories,* c'est par la *clientèle que vit la médecine :*

« Je vis de bonne soupe et non de beau langage. »

Ainsi donc, chose remarquable, à huit années de distance, les paroles de M. Magendie trouvent un écho, affaibli, j'en conviens, dans la brochure de M. le docteur Jeannel. — Tandis que l'un déplore l'ingratitude des malades, leur peu d'intelligence et de confiance dans l'art médical, l'autre prêche ouvertement le culte des intérêts matériels ; la question scientifique est transformée en question industrielle. C'est une affaire d'argent. — M. Magendie tient, retenez bien ceci, *à ce que les malades aient foi en la médecine et viennent réclamer ses secours. Or,* notez bien, *il est impossible aujourd'hui de se le dissimuler, une certaine partie du public abandonne la médecine classique, et les malades vont se livrer corps et biens à ce qu'ils nomment la médecine nouvelle.*

Malheur! trois fois malheur! — Encore si les malades ne livraient que leur *corps !* mais n'ont-ils pas l'infamie de livrer leurs *biens*, c'est-à-dire ce qui fait *vivre* la médecine! — Non contents d'avaler les globules de l'homœopathie, ils ont assez peu de délicatesse pour lui apporter les honoraires dont ils frustrent la médecine classique. — O abomination!

Il y a déjà huit ans que les progrès de l'homœopathie inquiétaient jusque dans sa chaire le célèbre professeur

Magendie. — Que doit-ce donc être aujourd'hui que sa propagation effrayante et ses résultats de plus en plus positifs attirent à elle les esprits sérieux et indépendants de tous les pays ?

Evidemment, sa haine pour l'homœopathie aveugle M. Jeannel. C'est son désespoir de la voir prendre si largement sa place au soleil qui lui a inspiré cet écrit, indigne de sa plume habituellement si pleine de bon sens et d'atticisme.

Lorsque, dans une discussion purement scientifique, on s'emporte contre ses adversaires au lieu de raisonner froidement avec eux, c'est qu'on est bien près d'être vaincu. — La brochure que nous avons sous les yeux est un cri d'agonie, c'est l'oraison funèbre de l'allopathie expirante ! — Jérémie d'un art médical condamné à mourir, M. le docteur Jeannel entonne à l'avance son *De Profundis !*

II.

Abordons maintenant le côté sérieux du mémoire de M. Jeannel.

Il nous faudrait écrire un volume pour répondre aux quelques pages de M. le docteur Jeannel, et chacune de ses assertions nous fournirait amplement matière à un chapitre de ce livre. Ce ne serait rien moins que l'histoire de l'homœopathie tout entière qu'il faudrait faire ici.

La *certitude* de la médecine, telle est la thèse que M. le docteur Jeannel cherche à démontrer. — Or, les premières lignes de son mémoire prouvent déjà le contraire de ce qu'il veut établir, car il avoue humblement, en tête de son premier chapitre, que, si la *certitude médicale* est absolue pour les *faits généraux,* elle *ne l'est pas du tout pour les faits particuliers.* — Ce qui pour nous est l'équivalent de *l'incertitude* partout, car en médecine les *faits généraux* ne sont rien isolés des *faits particuliers ;* — autrement dit, il ne peut y avoir en médecine que des faits particuliers, individuels, se liant, s'enchaînant, se rattachant tous enfin entre eux par une loi.

« Lorsqu'un chimiste, dit M. Jeannel, a constaté une réaction,
» lorsqu'un physicien a observé un mouvement, cette réaction,
» ce mouvement sont des faits précis, dont rien ne peut ébran-
» ler la réalité. L'observateur a eu sous les yeux le phénomène
» tout entier, et sa volonté peut le reproduire avec tous ses ca-
» ractères : il lui suffit d'en réunir de nouveau les conditions.
» En est-il de même pour les faits médicaux ? *Non, messieurs.* »

. . . .

. . . .

« Les procédés physiques et mathématiques, qui donnent aux
» autres sciences naturelles une base de certitude inébranlable,
» *ne sont point applicables à la constatation des faits médicaux.* »

Cela est parfaitement vrai au point de vue de la médecine allopathique, parce qu'elle manque essentiellement d'une *loi générale,* d'un principe. Pour l'homœopathie, au contraire, c'est une vérité d'expérience qui trouve sa preuve irrécusable, positive dans la *pathogénésie,* autrement dit dans l'histoire des médicaments étudiés dans leurs effets sur l'homme sain. — Ce qui est NON pour M. Jeannel est donc OUI pour nous. — Poursuivons notre analyse. — M. le docteur Jeannel dit plus loin :

« Le fait unique et simple de la chute d'une pomme a pu suf-
» fire à Newton pour s'élever jusqu'à la conception des lois gé-
» nérales de l'attraction ; *on peut affirmer qu'un seul fait médical*
» ne *soutiendra jamais un pareil enchaînement de conséquences.* »

Mais, si ! M. Jeannel ; et le *quinquina*, qui mit le grand Hahnemann, l'Hippocrate moderne, sur la voie de ses admirables découvertes, en lui révélant *la loi des semblables*, n'est pas autre chose que la pomme de Newton.

Plus loin, l'auteur, voulant établir le besoin et la nécessité de l'intervention de la science pour la conservation de la vie humaine, cite un exemple :

« Lorsqu'un homme, dit-il, s'est exposé à un froid très-intense,
» et que ses membres ont été gelés, s'il obéissait à son instinct,
» il s'approcherait le plus tôt possible d'un ardent foyer de cha-
» leur ; mais l'observation raisonnée, c'est-à-dire la *science*, lui a
» appris le danger d'un réchauffement trop prompt, d'où résul-
» terait l'irrémédiable désorganisation des tissus ; la science lui
» prescrit de résister à son instinct, et de frotter d'abord avec la
» neige, puis avec de l'eau glacée, ses membres mortifiés par le
» froid. »

Nous voici bien, si je ne me trompe, en pleine *loi des semblables*, et M. le docteur Jeannel fait ici, sans s'en douter, de l'homœopathie toute pure, absolument comme M. Jourdain faisait de la prose. Seulement ne confondons pas : M. Jeannel attribue à la science ce qui, à son point de vue allopathique, ne peut être que de l'empirisme, car un fait ne passe dans le domaine de la science que lorsqu'il peut se rapporter à une *loi*, à un principe. — L'empirisme ne fait que raconter des succès, sans pouvoir dire comment il les a obtenus, ni s'ils se reproduiront; c'est de l'histoire, et voilà tout.—Ainsi, le *quinquina* guérit la fièvre, — pourquoi? — Le *mercure* guérit la syphilis, — pourquoi? — Le *soufre* guérit les affections cutanées, — pourquoi? — Parce que, direz-vous, ces remèdes sont spécifiques de ces diverses affections. — Mais, en vertu de quelles lois générales sont-ils spécifiques? — Et la vaccine? comment préserve-t-elle de la petite vérole?

Les Facultés officielles n'ont rien à répondre sur tous ces faits scientifiques, et elles renouvellent, depuis des siècles, cette scène du *Médecin malgré lui*. Ecoutons Molière :

« SGANARELLE. — Nous autres, grands médecins, nous connaissons d'abord les choses. Un ignorant aurait été embarrassé et vous eût été dire : C'est ceci, c'est cela. Mais, moi, je touche au but du premier coup, et je vous apprends que votre fille est muette.

» GÉRONTE. — Oui ; mais je voudrais bien que vous me pussiez dire d'où cela vient?

» SGANARELLE. — Il n'est rien de plus aisé : cela vient de ce qu'elle a perdu la parole.

» GÉRONTE. — Fort bien. Mais la cause, s'il vous plaît, qui fait qu'elle a perdu la parole?

» SGANARELLE. — Tous nos meilleurs auteurs vous diront que c'est l'empêchement de l'action de sa langue.

» GÉRONTE. — Mais encore, vos sentiments sur cet empêche-
» ment de l'action de sa langue ?

» SGANARELLE. — Aristote, là-dessus, dit de fort belles cho-
» ses. »

Je laisse le lecteur continuer le dialogue, et je rentre dans mon sujet.

Evidemment, il y a une *loi générale* à tous ces faits qui, pour vous, allopathes, sont des faits isolés et de pur hasard, des faits empiriques enfin, tandis qu'ils sont pour nous des faits scientifiques, parce qu'ils découlent d'une loi. Cette loi, c'est la loi homœopathique, la seule vraie et immuable, parce qu'elle est basée sur l'expérimentation pure ; loi entrevue à toutes les époques, depuis Hippocrate jusqu'à Paracelse, Stahl et Sydenham, mais révélée seulement au monde médical du XIXe siècle par le génie de Hahnemann. — Cette loi, vous êtes obligés de l'expérimenter, de l'accepter, d'y croire, ou bien vous n'êtes tous que des empiriques.

Nous trouvons encore, dans la brochure de M. Jeannel, le passage suivant :

« Il faut croire que la médecine existe comme science posi-
» tive, et qu'elle est exercée avec plus ou moins d'utilité pour
» la société, selon le *bon sens*, l'*instruction*, le *génie* des méde-
» cins ! »

Eh quoi ! monsieur Jeannel, — la médecine est *certaine*, elle existe comme *science positive*, et nous voilà livrés au plus ou moins de *bon sens*, d'*instruction* et de *génie* des médecins ? — Mais alors la médecine est toute dans le médecin, et n'est rien par elle-même.

De cet aveu de M. Jeannel il résulte pour nous que la médecine, comme *science*, n'existe pas encore, car la science est nécessairement *une*, et ne peut dépendre que d'une *loi* fixe et invariable, d'un *principe*, et non des hommes qui en font l'application. — Otez aux mathématiques leur unité, introduisez une division parmi les mathématiciens, qu'il y ait le système de celui-ci et le système de celui-là, et il n'y a plus de mathématiques. — Eh bien ! l'homœopathie n'est pas autre chose que l'art de guérir élevé au rang des sciences exactes.

La médecine, dit encore M. le docteur Jeannel, « *a emprunté à la botanique et à la chimie des spécifiques nouveaux d'une efficacité merveilleuse.* » — J'avoue que sous la plume de M. Jeannel ce mot de *spécifique* me paraît étrange. — Qu'est-ce, en effet, que l'homœopathie, sinon la *spécificité* qui, comme nous le disons plus bas, a son criterium dans l'expérimentation pure basée sur la loi des semblables ? — Ici encore, monsieur le docteur, vous êtes en plein dans l'empirisme, car ces spécifiques que vous possédez, c'est au hasard que vous les devez. — Est-ce, par exemple, à un savant, est-ce à une académie de médecine quelconque qu'il faut rapporter l'honneur de la découverte du quinquina ? — Non, sans doute. Or, c'est pourtant ce qu'il y a de plus positif dans toute votre médecine officielle, et ces faits ne sont positifs que par la loi homœopathique, qui en donne la raison.

Ceci est si vrai, qu'après deux mille ans vous comptez seulement trois ou quatre spécifiques infaillibles, tandis que l'homœopathie, née d'hier, en compte déjà près de *quatre cents*, dont elle connaît, par expérience, tous les effets sur l'organisme, sans compter que sa thérapeutique s'augmente tous les jours. — Quand le flambeau de la vérité éclaire votre route, il n'y a plus de ténèbres pour l'intelligence !

Arrivé aux dernières pages de sa brochure, M. le docteur Jeannel s'écrie, avec l'indignation d'un médecin à qui l'homœopathie aurait enlevé tous ses malades :

« Le plus *ignoble*, le plus *ignare*, le dernier des *charlatans* (lisez homœopathes), qui promet solennellement la guérison, sera certainement accueilli avec plus de faveur par une famille désespérée que le docteur *le plus érudit*, dont la science aboutit à *flotter* entre le *oui* et le *non*, et à *n'affirmer que le doute.* »

Comment, M. le docteur Jeannel, votre *médecine certaine* n'aboutit qu'à *flotter entre* le *oui* et le *non* et à *n'affirmer que le doute ?* — triste affirmation pour un pauvre malade qui va mourir ! — et vous vous étonnez, de votre propre aveu, que le public manque de confiance dans la médecine ?

Écoutons encore M. le docteur Jeannel :

« Comment lutterions-nous, dit-il, contre tant de causes de discrédit? Le respect de nous-mêmes et la dignité de nos fonctions nous défendent de vanter notre *science* et de réclamer l'honneur de nos plus *brillants succès.* Après nos *revers*, qui sont *inévitables*, la mort, ce témoin qu'on ne peut récuser, la mort remplit les temples de chants et de sanglots, et promène à travers les rues des cortéges lugubres, comme pour *dénoncer solennellement notre impuissance !* »

L'impuissance ! entendez bien ce mot, et retenez-le surtout. — Un mémoire sur la *certitude en médecine* pouvait-il avoir une conclusion plus logique ?

En terminant sa brochure, M. le docteur Jeannel demande la protection de la loi pour les médecins, et il désire qu'elle *atteigne* et *punisse efficacement* les *charlatans* (lisez toujours homœopathes), ces pauvres homœopathes, placés par M. Jeannel au même rang que les *voleurs de grand chemin,* les *aliénés*, les *paysans guérisseurs*, le *bourreau*, les *chaînes électriques*, que sais-je encore ?

Nous ne suivrons pas l'auteur de la brochure sur ce terrain, qui n'est pas le nôtre. — Nous aimons sincèrement la vérité, et n'avons d'autre but, en écrivant ces lignes, que de la servir, de la populariser et de la défendre dans la faible mesure de nos forces. — Ce but atteint, que nous importe le reste ? — Au lieu d'attaquer l'homœopathie, d'en plaisanter et d'en rire, M. le docteur Jeannel ferait beaucoup mieux de l'étudier ; — lui et ses malades s'en trouveraient bien.

III.

Nous avions commencé de prouver, dans le chapitre précédent, l'*incertitude de la médecine*, en nous servant de M. le docteur Jeannel lui-même pour appuyer notre thèse, et nous allions continuer le cours de nos réflexions, lorsque nous avons été arrêté tout à coup, en pensant qu'en fait de médecine, nous n'avions pas le droit de critique sur un homme muni de parchemins, comme M. le docteur Jeannel, — nous, simple mortel qui, en fait de peau d'âne officielle, ne possédons que notre diplôme de bachelier, ce banal passeport de toutes les médiocrités ignorantes.

M. le docteur Jeannel pouvait récuser notre autorité et notre compétence en pareille matière, et il aurait eu parfaitement raison ; nous avons donc pensé qu'il valait mieux laisser la parole aux princes de la science. — Par ce moyen, nous aurons la médecine jugée par les médecins eux-mêmes, et notre honorable contradicteur n'aura rien à objecter, si ses maîtres en l'art de guérir disent de *leur* médecine un peu plus de mal que nous n'aurions osé le faire.

Voyons donc ce qu'ont pensé de la *certitude* de leur art les plus grands médecins de toutes les époques.

Le célèbre Boerhaave disait « qu'on doit estimer heu-
» reux le médecin qui ne nuit pas ; » et il ajoute « que
» le genre humain serait incontestablement plus heureux
» s'il n'y avait pas de médecins au monde. »

Sthal, blanchi dans la science et dans la pratique de son art, disait : — « *Sept* malades sur *dix* succombent
» à des médicaments donnés en temps inopportun ou en
» trop grande quantité. » — Ceci est-il bien clair ?

Laissons maintenant parler Hippocrate lui-même. — Dans son *Traité du Régime dans les maladies aiguës*, l'illustre vieillard de Cos s'exprime en ces termes : —
« Un médecin prescrit une diète sévère ; un autre per-
» met des aliments ; survient un troisième qui le défend ;
» de sorte qu'il n'est pas étonnant qu'on dise alors, de

» l'art de la médecine, qu'il ressemble à la science des » augures. »

Le docteur Fodera, de l'Académie royale de médecine de Paris, dit, dans son *Histoire de quelques doctrines médicales :*

« Il suffit d'entrer dans un hôpital et de parcourir des salles séparées par de fragiles cloisons, pour voir combien les médecins qui y font leurs visites *se ressemblent peu* dans leur manière d'envisager les maladies et de les traiter. Tout ce qu'on appelle donc pratique, en général, est dans le fond *un mélange bizarre des restes surannés de tous les systèmes,* de faits souvent *mal vus et mal observés,* et de *routines* transmises par nos pères. Cependant, il faut dire la vérité, si une semblable pratique ne fait *aucun bien réel,* elle soulage au moins les malades par la *magie de l'espérance.* »

Le docteur Libert, ancien chirurgien interne des hôpitaux de Paris, s'exprime ainsi dans son *Examen critique de la médecine :*

« Ayant rempli pendant plusieurs années les fonctions d'élève interne dans les hôpitaux de Paris, et ayant été attaché en cette qualité au service de plusieurs de nos célébrités médicales, j'ai été plus à même que personne d'apprécier l'*insuffisance de la médecine* et quelquefois même *ses fâcheuses conséquences ;* n'ai-je pas vu souvent, en effet, que les médecins qui mettaient en usage la médecine la plus active étaient ceux dont la feuille des morts était la plus garnie à la fin des mois ? Si l'exercice de notre art offre des chances si peu favorables entre les mains des praticiens les plus instruits et les plus consommes, que nous présentera-t-il si nous descendons dans la pratique des médecins pris en masse? »

Ecoutons maintenant la voix de l'illustre Bichat, dans son beau livre sur l'*Anatomie générale :*

« A quelles erreurs ne s'est-on pas laissé entraîner par l'emploi et dans la dénomination des médicaments? On créa des *désobstruants* quand la théorie de l'obstruction était en vogue. Les incisifs naquirent quand celle de l'épaississement des humeurs lui fut associée.

» Des moyens identiques ont eu souvent des noms différents, suivant la manière dont on croyait qu'ils agissaient. Désobstruant pour l'un, relâchant pour l'autre, rafraîchissant pour un autre, *le même médicament a été tour à tour employé dans des vues toutes différentes* et même *opposées*, tant il est vrai que l'esprit de l'homme marche au *hasard* quand *le vague des opinions le conduit.*

» Il n'y a pas eu en matière médicale de *systèmes généraux,* mais cette science a été tour à tour influencée par ceux qui ont dominé en médecine ; chacun a reflué sur elle, si je puis m'exprimer ainsi. De là le *vague, l'incertitude* qu'elle nous présente *aujourd'hui.*

» *Incohérent assemblage d'opinions elles-mêmes incohérentes,* elle est peut-être de toutes les sciences physiologiques celle *où se peignent le mieux les travers de l'esprit humain.* Que dis-je? *ce n'est point une science pour un esprit méthodique, c'est un assemblage informe d'idées inexactes, d'observations souvent puériles, de moyens illusoires, de formules aussi bizarrement conçues que fastidieusement assemblées.*

» On dit que la pratique de la médecine est *rebutante*. Je dis plus : elle n'est pas, sous certains rapports, celle *d'un homme raisonnable*, quand on en puise les principes dans la plupart de nos matières médicales. »

Ces remarquables paroles d'un des plus grands génies de la médecine moderne n'ont pas besoin de commentaires.

Le docteur Audin Rouvière dit, à son tour, dans sa *Médecine sans Médecin :*

« Consultez *vingt* médecins, n'aurez-vous pas *vingt* avis différents ? Ne faut-il donc pas qu'il y en ait au moins *dix-neuf* d'*erronés ?* car il n'est pas un seul de ces médecins qui n'accuse son confrère d'ignorance ; c'est à qui l'emportera sur ses rivaux : *invidia medicorum pessima.* Dans ces *vingt* médecins vous avez le type de la foule des autres. »

Voulez-vous avoir maintenant l'opinion de Broussais, l'illustre fondateur de l'école physiologique ? ouvrez son livre célèbre *des Doctrines médicales*, à l'*introduction* (page 19), et vous y lirez :

« Les doctrines médicales généralement adoptées de nos jours, dans les écoles d'Europe, sont un mélange de toutes celles qui ont régné depuis le berceau de la médecine, mais un *mélange tellement confus,* qu'il est extrêmement difficile d'en découvrir tous les éléments et d'assigner la part que chacun d'eux peut avoir dans la théorie et dans la pratique de notre art. »

. . . .

« Qu'on lise toutes les histoires d'épidémies qui ont été publiées depuis Hippocrate, il sera facile de s'assurer que

le tableau général qui en forme la partie fondamentale offre toujours la même *confusion*, les mêmes *contradictions*, la même *stérilité*, sous le rapport des inductions thérapeutiques. Mais, je me trompe, ces vices y sont portés à un plus haut degré, car, en voulant enrichir leurs généralités de ce qui est relatif au traitement, les modernes nous ont mis dans un tel embarras, que tout médecin qui n'a pas pris pour guide la physiologie se trouve réduit, faute de bons modèles, à se créer, arbitrairement, d'après le souvenir confus de toutes ses lectures, une *méthode particulière* de traitement, un *monstre de thérapeutique*, un centon aussi dégoûtant qu'il est ridicule. »

De Broussais, remontons maintenant, si vous voulez, jusqu'au savant chimiste Fourcroy, qui, à son tour, s'exprime ainsi, à propos du mélange des médicaments : — « Tant que la routine continuera à dicter aux médecins les formules compliquées d'un plus ou moins grand nombre de médicaments, on ne pourra jamais rien savoir d'exact sur leurs véritables propriétés. L'ancienne école de Cos employait des remèdes simples ; elle ne se servait point de ces mélanges qui surchargent nos dispensaires ; elle ne mêlait point dans les mêmes décoctions une douzaine de plantes qui ne peuvent que les rendre épaisses, visqueuses et dégoûtantes... *Simple comme la nature* dans ses opérations, elle ne présentait aux malades *qu'un seul remède*, et elle ne les administrait que *l'un après l'autre*... Si on ne renonce à *ce luxe dangereux* introduit par l'*ignorance* et les superstitions ; si l'on tient toujours au mélange d'une base médicamenteuse, d'un adjuvant

ou auxiliaire, d'un ou plusieurs correctifs, mélange dont on a fait un art que je ne dois pas craindre de présenter comme illusoire et dangereux, *la science restera dans l'état où elle est.* »

Le docteur Rostan, dont l'autorité est souveraine en cette matière, va encore bien plus loin que Fourcroy.

« Aucune science humaine, dit le célèbre professeur (*la Matière médicale*), n'a été et n'est encore infectée de plus de préjugés que celle-là; — chaque dénomination de classe de médicaments, *chaque formule même, est pour ainsi dire une erreur.* — Un formulaire qui a paru récemment nous apprend à faire des potions incisives, des looks verts, des *élixirs de longue vie*, des *hydragogues*, des *emménagogues*, des *résolutifs*, des *détersifs*, des *antiseptiques*, des *antihystériques*, des *digestifs*, etc.

» Un autre nous offre des apozèmes *antiscorbutiques, laxatifs, sudorifiques*, un baume *acoustique, anti-anthritique*, un baume de vie, etc., etc., etc. — Je m'arrête, je n'ai encore parcouru que deux pages d'un formulaire magistral publié en 1823, et qui depuis a eu plusieurs éditions. *Est-il possible de n'être pas rebuté de ces dégoûtantes absurdités ? Nous pensons que ces sottises surannées doivent être renvoyées au XV*ᵉ *siècle.* »

« Lorsqu'il vous est si facile, continue-t-il, d'apprécier l'effet d'une seule substance ou d'une seule circonstance sur l'organisme, comment pouvez-vous penser agir avec *certitude* lorsque vous en prescrivez un grand nombre, et surtout si vous les employez simultanément ? De plus, ces substances exercent sur l'organisme une influence

n'est donc plus qu'un nécrologe ; elle n'enregistre donc que des décès ; elle n'apprend donc plus au monde que le pourquoi et le comment les ex-malades sont morts ; la médecine se fait donc son procès à elle-même ; les médecins impriment, affichent leur incapacité, ils proclament donc hautement qu'il vaut autant, si ce n'est mieux, quand on est malade, se confier aux soins de la nature que d'invoquer les leurs ; ils hâtent, peut-être, car certainement ils n'arrêtent pas la mort. Voilà donc à quoi leur sert d'être *savants*, c'est de dire, *en deux volumes, que les malades sont morts, et dans quel état ils étaient après leur mort ;* n'est-il pas plus que déplorable que l'*art de guérir* ne devienne que celui de *décrire des cadavres ?* La médecine a-t-elle donc cédé la place à l'anatomie pathologique, et les hôpitaux sont-ils donc changés en *salles de repos ?* »

Etes-vous curieux de connaître l'opinion du célèbre professeur Lordat sur la *saignée ?* La voici :

« La saignée jusqu'au blanc est le knout de la thérapeutique : elle met *ceux qu'elle n'a pas tués* dans l'impossibilité de présenter des symptômes pendant quelque temps ; mais, tout comme les Russes ainsi fustigés retombent souvent dans la faute qui leur avait mérité cette punition, de même l'affection qui avait donné lieu à la saignée reproduit les mêmes symptômes dès que le système a assez de force pour les former. Ne vous semble-t-il pas que ces correcteurs et ces thérapeutistes sont de même force ? »

Voici maintenant ce que le docteur Audin Rouvière, déjà cité par nous, pense des sangsues :

« Les sangsues des modernes continuent, avec plus d'acharnement encore, la guerre que la saignée avait déclarée à l'humanité.

» Celui qui aurait osé prédire, il y a trente ans, le succès de ce barbare système, aurait sûrement passé pour un fou, et cependant rien n'est plus réel.

» Pourquoi le médecin qui n'ose, par horreur du sang, attaquer la vie à coups de lancette, appelle-t-il à son aide des animaux encore plus sanguinaires que lui, et pourquoi les sangsues sont-elles devenues le spécifique presque universel du moderne empirisme ? C'est qu'il n'est pas de doctrine si mauvaise que la mode ne puisse accréditer, etc.

» Ami de l'humanité, mû par un sentiment conservateur, je ne cesserai de m'écrier : Ce n'est point en épuisant le principe de la vie par des sangsues, c'est en faisant disparaître les obstacles qui gêneraient sa marche, qu'on peut prolonger l'existence de l'homme.

» Que de pages ne faudrait-il pas pour décrire les abus de la nouvelle doctrine ! On ne consulte point son malade, on n'attend point qu'il donne lui-même la description des symptômes de sa maladie : Des sangsues, des sangsues ! lui crie-t-on du seuil de la porte. — En quel nombre ? Soixante, quatre-vingts. — Mais le madale est sans force, il a quatre-vingts ans. — Les sangues lui rendront des forces. »

Le docteur Audin Rouvière continue :

« Soumettons une telle opération au calcul. Il est démontré qu'une sangsue se gorge ordinairement d'une once de sang. Supposant que le praticien en ordonne *deux cents,* il s'ensuivra que le malade aura perdu douze livres de sang, douze livres de ce baume *de la vie,* de ce fluide réparateur, de cette *chair coulante* destinée par la nature à alimenter, à réparer, à rajeunir toutes les parties de notre économie !

» Lorsque la saignée se pratique après une diète prolongée, concurremment avec une prostration de forces vitales, qu'on nous explique comment il est possible de réparer, dans ce cas, une perte si considérable. »

Après le jugement de tant d'hommes dont le nom fait autorité dans la science, et qui tous proclament l'*incertitude* de leur art, comment M. le docteur Jeannel peut-il s'étonner que les gens du monde doutent de la *certitude* de la médecine ?

Terminons nos citations par une des plus admirables et des plus éloquentes pages de l'*Examen des doctrines médicales* de Broussais.— L'illustre physiologiste, se demandant si la médecine n'a pas été plus *nuisible* qu'*utile* à l'humanité, s'exprime ainsi :

« Qu'on promène ses regards en arrière, qu'on se rappelle tout ce que nous avons dit des vices si multipliés de la pratique médicale...... que l'on promène ses regards sur la société, pour y voir ces physionomies moroses, ces figures pâles ou plombées qui passent leur vie entière à écouter leur estomac digérer , et chez qui *les médecins rendent encore la digestion plus lente et plus douloureuse* par des mets succulents, des vins généreux, des teintures, des élixirs, des pastilles, des conserves, jusqu'à ce que leurs victimes succombent à la diarrhée, à l'hydropisie ou au marasme ; que l'on remarque, à côté, ces obstrués qui remplissent journellement leurs vases du produit de leurs pilules et de leurs eaux fondantes, jusqu'à ce qu'ils aient partagé le sort des précédents; que l'on observe ces tendres créatures à peine sorties du berceau, dont la langue déjà se dessèche et rougit, dont le regard commence à exprimer la langueur, dont l'abdomen s'élève et devient brûlant, dont le cœur précipite ses pulsations sous l'influence *des élixirs amers, des vins antiscorbutiques, des sirops sudorifiques, mercuriels, dépuratifs, qui doivent les conduire à la consomption et à la mort.* Que l'on examine attentivement ces jeunes gens d'un coloris brillant, pleins d'activité et de vie, qui commencent à tousser, et chez lesquels on décuple l'irritation par les *vésicatoires*, le *lichen*, le *quinquina*, jusqu'à ce que l'opiniâtreté des accidents les fasse déclarer atteints de tubercules innés et associer aux nombreuses victimes de l'entité qualifiée du nom de phthisie pulmonaire. Et que l'on prononce ensuite *si la médecine a été jusqu'ici plus nuisible qu'utile à l'humanité.*

» Je conviens bien qu'elle a rendu à l'être souffrant le service de lui offrir des consolations en le berçant toujours d'un *chimérique espoir ;* mais il faut convenir qu'une pareille utilité est loin de la relever au milieu des autres sciences naturelles, puisqu'elle semble la placer sur la ligne de l'*astrologie*, de la *superstition* et de tous les *genres de charlatanisme*. En somme, la médecine ne possède encore que des *aperçus* et des données générales pour *devenir une science*. . . . .

» Or, tant que la médecine ne pourra pas être enseignée de manière à devenir à la portée de toutes les intelligences ; ou bien, si l'on aime mieux, tant que les préceptes de cette science, quelles que soient la clarté et la précision qu'affectent de leur donner les auteurs des différents systèmes, ne produiront pas une *immense majorité de médecins heureux dans la pratique et toujours d'accord entre eux sur les moyens à opposer aux maladies*, on ne pourra pas dire que la médecine est une véritable science et qu'elle est plus utile que nuisible à l'humanité. »

Enfin, un peu plus loin, Broussais prononce ces mémorables paroles devenues aujourd'hui une prophétie : — « L'homœopathie est appelée à jouer un grand rôle dans les sciences médicales. »

Arrêtons-nous après cet aveu échappé à la bonne foi et à l'indépendance convaincue d'un des plus grands adversaires de la doctrine Hahnemannienne, qui, s'il vivait encore, en serait aujourd'hui un des plus fervents apôtres.

Il ne nous serait pas difficile de remplir un très-gros volume avec toutes les critiques des plus grands médecins de tous les temps, touchant l'*incertitude* de leur art ; — ceci prouve qu'au lieu d'injurier, de calomnier et de ridiculiser une science nouvelle qui se présente appuyée sur une loi fixe et invariable, les médecins devraient au moins lui prêter quelque attention. — Quand on est dans la nuit la plus profonde, est-il raisonnable de fermer les yeux au moindre rayon de lumière qui vient éclairer un peu vos ténèbres?

Fasse le ciel, dans l'intérêt de la science et de l'humanité, que les luttes qui divisent les deux écoles cessent bientôt ! — L'homœopathie appelle tous ses ennemis sur le terrain de l'expérimentation pure, et ne leur demande qu'un peu de bonne foi.

Si l'homœopathie marche et grandit de jour en jour, malgré tous les obstacles, c'est qu'elle est la vérité ; c'est surtout parce qu'elle fait des cures nombreuses, des cures incontestables, étonnantes. — Pourquoi donc les médecins se refusent-ils à les constater ?

Comme nous l'avons déjà écrit quelque part, toute la médecine peut se résumer par ces deux noms célèbres : Hippocrate et Hahnemann ! — Le premier ouvre l'ère du passé, le second ouvre l'ère de l'avenir. Hippocrate a défriché le champ de l'observation, Hahnemann a fouillé la mine des découvertes ; l'un brille par le pronostic, l'autre par la thérapeutique ; l'un prévoit, l'autre prévient ; l'un enseigne à connaître les maladies, l'autre à les guérir. — Ces deux grands génies se complètent ainsi l'un par l'autre ; ils sont, pour ainsi dire, l'*alpha* et l'*oméga* de la science médicale. — Or, quand tout marche et progresse dans le monde, pourquoi condamner la médecine à une éternelle immobilité ?

Et maintenant que le public a sous les yeux les pièces du procès, qu'il juge, et surtout que la lumière se fasse !

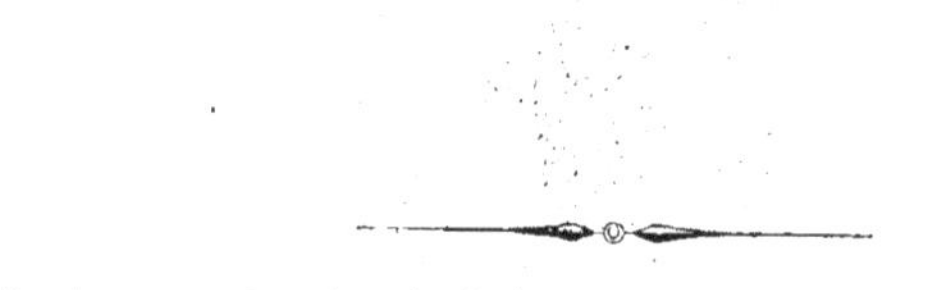

Bordeaux. — Imprimerie de Mme veuve CRUGY, rue St-Siméon, 16.

www.ingramcontent.com/pod-product-compliance
Ingram Content Group UK Ltd.
Pitfield, Milton Keynes, MK11 3LW, UK
UKHW020525180726
13839UKWH00005B/2317